BEI GRIN MACHT SICH IHR WISSEN BEZAHLT

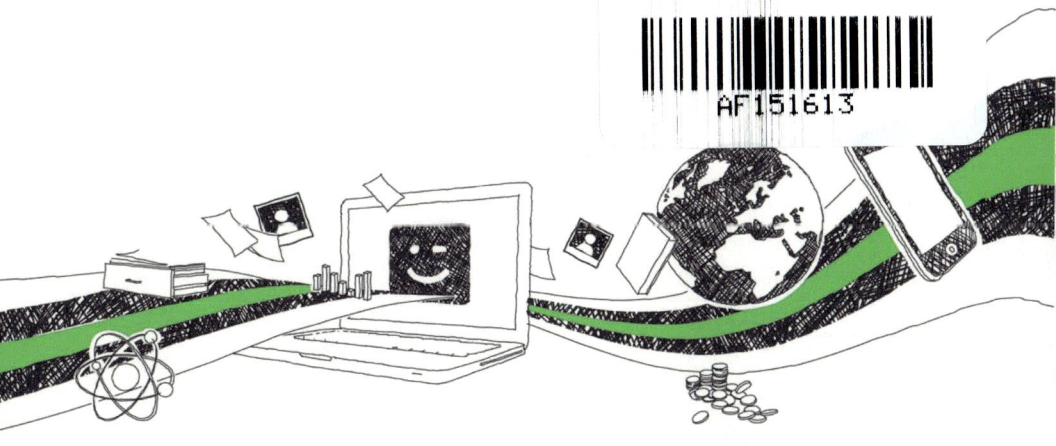

AF151613

- Wir veröffentlichen Ihre Hausarbeit,
  Bachelor- und Masterarbeit

- Ihr eigenes eBook und Buch -
  weltweit in allen wichtigen Shops

- Verdienen Sie an jedem Verkauf

Jetzt bei www.GRIN.com hochladen und kostenlos publizieren

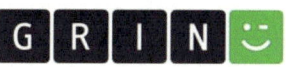

Sebastian Riebandt

Diagnosekritierien, Epidemiologie und Formen der Demenz

GRIN Verlag

Bibliografische Information der Deutschen Nationalbibliothek:

Die Deutsche Bibliothek verzeichnet diese Publikation in der Deutschen National-
bibliografie; detaillierte bibliografische Daten sind im Internet über http://dnb.d-
nb.de/ abrufbar.

Impressum:

Copyright © 2012 GRIN Verlag GmbH
Druck und Bindung: Books on Demand GmbH, Norderstedt Germany
ISBN: 978-3-656-38650-6

Dieses Buch bei GRIN:

http://www.grin.com/de/e-book/210233/diagnosekritierien-epidemiologie-und-
formen-der-demenz

GRIN - Your knowledge has value

Der GRIN Verlag publiziert seit 1998 wissenschaftliche Arbeiten von Studenten, Hochschullehrern und anderen Akademikern als eBook und gedrucktes Buch. Die Verlagswebsite www.grin.com ist die ideale Plattform zur Veröffentlichung von Hausarbeiten, Abschlussarbeiten, wissenschaftlichen Aufsätzen, Dissertationen und Fachbüchern.

Besuchen Sie uns im Internet:

http://www.grin.com/

http://www.facebook.com/grincom

http://www.twitter.com/grin_com

Ausarbeitung zum Referat:

Herausforderung Demenz

im Seminar: **Gesundheitsversorgung im Alter: Herausforde-rungen, Entwicklungstrends und best practice-Beispiele**

an der: **Ruhruniversität Bochum**

im Studiengang: **Alternde Gesellschaften**
an der: **Technischen Universität Dortmund**

Sommersemester **2012**

Sebastian Riebandt, BScN

Inhaltsverzeichnis

1. Einleitung 3

2. Demenzen 3

2.1 Definition nach ICD – 10 – GM – Version 2012 3

2.2 Diagnosekriterien 4

    2.2.1 ICD-10 5

    2.2.2 DSM-IV 5

2.3 Formen der Demenz – Es gibt nicht „die" Demenz 5

    2.3.1 Leichte kognitive Beeinträchtigungen 6

    2.3.2 Alzheimer Demenz 6

    2.3.3 Alzheimer Demenz mit präaenilem Beginn 6

    2.3.4 Morbua Binawanger und andere vaakuläre Demenzen 6

    2.3.5 Lewy – Body – Demenz... 7

    2.3.6 Chorea Huntington 7

    2.3.7 Creutzfeld – Jakob – Erkrankung... 7

    2.3.8 Pick – Komplex – frontotemporale Lobärdegeneration................................. 7

2.4 Verteilung der Demenzformen 8

2.5 Symptome der Demenz 8

3. Epidemiologie 9

3.1 Prävalenz der Demenz..9

3.2. Prävalenzprojektion bis 2050 10

3.3 Inzidenz der Demenz 10

3.4. Inzidenzprojektion bis 2050.. 10

4. Kosten der Demenz 11

4.1. Direkte Krankheitskosten der Demenz 11

4.2. Krankheitskosten pro Kopf – Studienergebnisse Schwarzkopf et al. 2012.................... 11

    4.2.1 Baaiadaten der Studienpopulation 12

    4.2.2 Pro Kopf Koaten.. 12

5. Fazit 13

Literaturverzeichnis 14

1. Einleitung

In einer Gesellschaft des langen Lebens treten neurodegenerative Erkrankungen wie die Demenzen als besondere und gesamtgesellschaftliche Herausforderungen in Erscheinung. Dabei sind multiple Bereich des gesellschaftlichen Lebens im Sozialstaat betroffen jedoch, steht vor allem das Gesundheitswesen und damit auch die pflegerische Landschaft vor einer großen Aufgabe für die Zukunft. In dieser Ausarbeitung gebe ich zunächst eine Definition und Diagnosekriterien der Demenz, während im nächsten Punkt näher auf die einzelnen Formen der Demenz eingegangen wird und Symptome näher beschrieben werden. Den Abschluss bildet die Darstellung der Epidemiologie der Erkrankung sowie eine Darstellung der Kosten der Demenz unter Berufung auf eine aktuelle Studie und Daten des Statistischen Bundesamtes.

2. Demenzen

„Demenz ist ein schwerwiegender Verlust der geistigen Leistungsfähigkeit aufgrund einer ausgeprägten und lang anhaltenden Funktionsstörung des Gehirns" (Förstl, 2011:4). Während dieser langanhaltenden irreversiblen Funktionsstörung des Gehirns kommt es bei weiterer Progredienz zu immer mehr Einschränkungen bei den betroffenen Personen. Während zu Beginn der Erkrankung Störungen des Gedächtnisses zunächst alleine auftreten, mehren sich im Verlauf der Erkrankung die auftretenden Symptome und treten nicht nur in Form von kognitiven Defiziten in Erscheinung. Hinzu kommen neben psychischen Auffälligkeiten auch physische Einschränkungen.

2.1 Definition nach ICD – 10 – GM – Version 2012

Nach der International Classification of Disesase (ICD) lässt sich das Syndrom der Demenz wie folgt definieren: „Demenz (F00-F03) ist ein Syndrom als Folge einer meist chronischen oder fortschreitenden Krankheit des Gehirns mit Störung vieler höherer kortikaler Funktionen, einschließlich Gedächtnis, Denken, Orientierung, Auffassung, Rechnen, Lernfähigkeit, Sprache und Urteilsvermögen. Das Bewusstsein ist

nicht getrübt. Die kognitiven Beeinträchtigungen werden gewöhnlich von Veränderungen der emotionalen Kontrolle, des Sozialverhaltens oder der Motivation begleitet, gelegentlich treten diese auch eher auf. Dieses Syndrom kommt bei Alzheimer-Krankheit, bei zerebrovaskulären Störungen und bei anderen Zustandsbildern vor, die primär oder sekundär das Gehirn betreffen" (Deutsches Institut für Medizinische Dokumentation und Information, 2012). Anhand dieser Definition wird deutlich, dass es sich bei der Demenz – in Abgrenzung zum Delir – nicht um eine Erkrankung handelt, bei der das Bewusstsein getrübt ist, sondern die Kognition. Ebenso handelt es sich beim Demenzsyndrom „– im Gegensatz zur Minderbegabung – um eine sekundäre Verschlechterung einer vorher größeren geistigen Leistungsfähigkeit" (Förstl, 2011:6).

2.2 Diagnosekriterien

Um die Demenz als Krankheitsbild von anderen Krankheitsbildern abzugrenzen, ist eine Differenzierung anhand von operationalisierten Diagnosekriterien notwendig. Dazu werden die diagnostischen Kriterienkataloge nach ICD-10 und nach dem Diagnostischen und Statistischen Manual Psychischer Störungen (DSM-IV) herangezogen. Diese Kriterien (Merkmale) bilden den Nachweis für eine organisch bedingte Störung der Psyche. Förstl (2011:4) gibt dazu folgende Kriterien nach ICD-10 und DSM-IV an:

- **Ursachennachweis:** Objektiver Nachweis (z.B. durch Laborparameter oder bildgebende Verfahren) einer zerebralen Erkrankung, Schädigung oder Funktionsstörung oder das Vorhandensein einer systemischen Erkrankung, die eine zerebrale Funktionsstörung verursachen kann
- **Zeitkriterium I:** Zusammenhang zwischen der Entwicklung der bestehen Erkrankung, Schädigung oder Funktionsstörung und der psychischen Störung, deren Symptome gleichzeitig oder zeitverzögert auftreten
- **Zeitkriterium II:** Rückbildung oder Besserung der aufgetretenen Störung nach Rückbilden der vermutlichen Ursache
- **Ausschlusskriterium:** Kein Beleg für eine andere psychogene Ursache der aufgetretenen Störung

Nachfolgend noch eine kurze Erläuterung zu den Klassifikationen nach ICD-10 und DSM-IV.

2.2.1 ICD-10

Nach ICD-10 wird für die Diagnose einer Demenz neben der Abnahme des Gedächtnisses eine Beeinträchtigung höherer kortikaler Funktionen verlangt, beispielsweise des Denkvermögens und der Urteilsfähigkeit. Diese Beeinträchtigung muss mindestens sechs Monate bestehen und zu einer Beeinträchtigung der Aktivitäten des täglichen Lebens führen (Deutsches Institut für Medizinische Dokumentation und Information, 2012).

2.2.2 DSM-IV

Nach den Diagnosekriterien des DSM-IV, sind zum Nachweis der Diagnose einer Demenz der Nachweis einer Gedächtnisstörung und eine weitere die Kognition betreffende Einschränkung notwendig. Zu diesen Einschränkungen können die Aphasie, Apraxie, Agnosie oder die Einschränkung der Exekutivfunktionen gehören. Nach Hampel et al. (2008) müssen die kognitiven Defizite schwer genug sein, um Beeinträchtigungen in der sozialen oder beruflichen Leistungsfähigkeit zu verursachen. Wie auch die Klassifikation nach ICD-10 wird eine Verschlechterung gegenüber einem früher höheren Leistungsniveau verlangt. Die DSM-IV Klassifikation fordert im Gegensatz zur Klassifikation nach ICD-10 kein explizites Zeitkriterium. Ebenso werden in der Klassifikation nach DSM-IV Störungen des Erlebens und Verhaltens nicht als Diagnosemerkmale erfasst (Förstl, 2011).

2.3 Formen der Demenz – Es gibt nicht „die" Demenz

Demenzen treten in mannigfacher Form in Erscheinung, daher ist es nicht möglich von „der Demenz" zu sprechen. Im Folgenden gebe ich daher eine kurze Erläuterung der häufigsten Demenzformen, ohne jedoch auf weitere Subformen einzugehen.

2.3.1 Leichte kognitive Beeinträchtigungen

Gefordert wird eine eindeutige organische Ätiologie sowie Reversibilität der Störung. Die Diagnose der leichten kognitiven Störung nach ICD-10 ist nicht auf das Alter beschränkt. Kognitive Störungen aufgrund einer schweren Virusinfektion, einer dekompensierten Herzinsuffizienz im Rahmen einer Hypothyreose usw. fallen ebenfalls hierunter. Nach Studienlage haben Personen mit dieser Einschränkung eine hohe Exposition für das Auftreten einer Alzheimer Demenz (Förstl, 2011).

2.3.2 Alzheimer Demenz

Die Alzheimerdemenz (AD) ist die häufigste Demenzform. Sie bezeichnet die zugrunde liegenden Hirnveränderungen durch Neurofibrillen, Alzheimer-Plaques und Nervenzellenverlust. Die Diagnosestellung erfolgt dabei durch das Hauptkriterium der Störung des episodischen Gedächtnisses und mindestens ein Zusatzkriterium. Dieses kann zum Beispiel eine Mediotemporale Hirnatrophie sein oder spezifische Liquorveränderungen (ebd.).

2.3.3 Alzheimer Demenz mit präsenilem Beginn

Der Beginn der Erkrankung liegt vor dem 65. Lebensjahr, früher in Abgrenzung zur senilen Demenz, die als normale Abnutzungserscheinung gesehen wurde (ebd.).

2.3.4 Morbus Binswanger und andere vaskuläre Demenzen

Die Krankheit ist, basierend auf der Erkrankung der Hirngefäße, verschiedener Genese. Die Erkrankung tritt meist plötzlich und dann schubweise auf. Häufig treten Gangstörungen, Stürze und Miktionsstörungen, bis hin zur Draninkontinenz auf. Ebenso treten fokal neurologische Zeichen wie Paresen und Sensibilitätsstörungen und auch extrapyramidale Störungen wie Tonussteigerungen und Akinese auf. Sprach – und Schluckstörungen können ebenfalls auftauchen. Die Symptome sind dabei abhängig von der Lokalisation. Tritt der Infarkt unterhalb der Großhirnrinde auf (subkortikal), treten Pyramidenbahnzeichen, Zeichen ähnlich dem Frontalhirnsyn-

drom auf. Befindet sich der Infarkt auf oder oberhalb der Großhirnrinde treten Lähmungen auf (ebd.).

2.3.5 Lewy – Body – Demenz

Bei der Lewy-Body-Demenz kommt es zu Ablagerungen von Tau-Protein und Amyloid (spezielle Proteinkörper). Sie ist klinisch schwer von der Alzheimer-Demenz trennbar und kann mit oder ohne Parkinsonsymptomatik vorkommen (ebd.).

2.3.6 Chorea Huntington

Bei der Chorea Huntington handelt es sich um eine hyperkinetische Bewegungsstörung mit Demenz, die häufig um das 35. Lebensjahr auftritt. Sie ist häufig begleitet von einer intellektuellen Minderung, Persönlichkeitsveränderungen und Stimmungsänderungen treten früh auf. Innerhalb der Erkrankung kann es zu psychotischen Symptomatiken kommen (ebd.).

2.3.7 Creutzfeld – Jakob – Erkrankung

Die Creutzfeld – Jakob – Erkrankung zählt zu den Prionerkrankungen. Sie wird vermutlich durch Prionen (infektiöse Eiweißpartikel) verursacht und ist durch einen raschen Verlauf gekennzeichnet. Häufig treten im Verlauf der Erkrankung Lähmungen der Extremitäten Tremor und Rigor sowie akinetischer Mutismus (schwere Störung des Antriebs) auf. Ebenso kann es zum apallischen Syndrom (Wachkoma) kommen (ebd.).

2.3.8 Pick – Komplex – frontotemporale Lobärdegeneration

Eine Abgrenzung zur AD ist hierbei nur schwer möglich, in der Pathologie sind die so genannten Pick Körper nachweisbar. Im Verlauf der Erkrankung kommt es zu einer Atrophie von Stirn und Schläfenlappen mit Nervenzellausfall. Im Vordergrund der Erkrankung stehen Persönlichkeitsveränderungen und Störungen der Sozialbeziehungen. Es kommt zu beruflicher und sozialer Unzuverlässigkeit und zur Missach-

tung von Normen, Taktlosigkeit, verändertem Sexualleben und Kriminalität. Eine Verwechslung mit endogenen Psychosen tritt häufig auf (ebd.).

2.4 Verteilung der Demenzformen

Als potenzielle Ursachen der Demenz lassen sich nach Hampel et al. (2008) etwa 70-100 Demenzursachen unterscheiden. Einige Formen der Demenz sind jedoch äußerst selten und haben keine klinisch relevante Rolle.

Hampel et al. (ebd.) geben im Zuge ihrer Publikation folgende Zahlen zur anteilsmäßigen Verteilung der verschiedenen Demenzformen an:

- Alzheimer Demenz 55-70%
- Vaskuläre Demenz 15%
- Frontotemporale Demenzen, Parkinson, Normaldruck Hydrozephalus, HIV – Enzephalopathie 15%
- Gemischte Demenzen 10%
- Lewy – Körperchen Demenz 5%

Die Alzheimer Demenz spielt in der Verteilung die größte Rolle, gefolgt von den vaskulären Demenzformen.

2.5 Symptome der Demenz

Im Zuge einer Demenz kann es zu mannigfaltigen Symptomen in unterschiedlicher Ausprägung der Symptome kommen. Häufig kommt es zu Symptomen, die den Affekt – die Stimmung – betreffen. Zur affektiven Symptomgruppe gehören neben Angst, Agitiertheit, Aggressivität, Enthemmtheit und Euphorie auch Depressionen. Ebenso kann es im Zuge der Erkrankung zu hyperaktiven Symptomatiken kommen. Diese sind gekennzeichnet durch eine gesteigerte Psychomotorik. Häufiges Wiederholen von Bewegungsabläufen (repetitive Verhaltensweisen) und gesteigerter Bewegungsdrang sind häufig zu beobachten. Hinzu kommen können weitere Symptome

wie Apathie, Schlafstörungen, psychotische Symptome wie Wahn und Halluzinatio-nen, sowie Appetit – und Essstörungen. Weiter Symptome sind bei speziellen De-menzformen möglich (DGPPN & DGN, 2009).

3. Epidemiologie

Die wissenschaftliche Disziplin der Epidemiologie beschäftigt sich mit der Verteilung und den Determinanten von gesundheitsbezogenen Zuständen oder Ereignissen innerhalb einer festgelegten Population und bezieht ihre Ergebnisse in die Steuerung von Gesundheitsproblemen mit ein. Die Inzidenz beschreibt dabei die in einem fest-gelegten Zeitraum, in einer festgelegten Population, neu aufgetretenen Krankheitsfäl-le. Die Prävalenz hingegen beschreibt den Anteil der bereits erkrankten Personen innerhalb einer festgelegten Population zu einem bestimmten Zeitpunkt (Deutsches Netzwerk Evidenzbasierte Medizin, 2011).

3.1 Prävalenz der Demenz

Die mittlere Prävalenz der Demenz liegt bei unter 1,2% bei den 65-69 jährigen. Im Alter von 70-75 Jahren liegt die Prävalenz bei 2,8% und steigt mit fortschreitendem Alter kontinuierlich an, bis sie schließlich bei einem Alter von über 90 Jahren bei 34,6% liegt (Rothgang, Iwansky, Müller, Sauer, & Unger, 2010:159). Die Werte kön-nen jedoch, je nach Studie und deren Messmethode, abweichen. Sie haben jedoch gemeinsam, dass sie ein ähnliches Bild aufzeigen: „Die Prävalenz steigt quasi expo-nentiell mit dem Alter an" (Rothgang et al., 2010:160). Ziegler und Doblhammer ana-lysierten bei ihrer Studie die Daten von 2,3 Millionen Krankenversicherten aus dem Jahr 2002. In diesem Datensatz waren Daten von Versicherten aus 350 verschiede-nen Krankenkassen enthalten. Dabei kommen sie zu folgenden Ergebnissen: „Die altersspezifischen Raten von Demenz in der Bevölkerung steigen von weniger als 1% im Alter 60-64 auf 42% bei über 100-jährigen" (Ziegler & Doblhammer, 2009:10). Weiterhin geben sie an, dass die Daten mit denen von der Untersuchung Bickels sehr gut übereinstimmen (ebd.).

3.2. Prävalenzprojektion bis 2050

Peters und Kollegen führen in ihrer Publikation eine Projektion der Krankheitshäufigkeiten bis in Jahr 2050 durch. Dabei findet die Schrumpfung der Gesamtbevölkerung
Berücksichtigung. Die absolute Fallzahl der Krankheit Demenz geben sie dabei für
das Jahr 2007 mit 1,1 Millionen Fällen, hochgerechnet auf die Gesamtbevölkerung,
an. Laut ihrer Projektion kommt es im Jahr 2030 bereits zu 1,6 Millionen Fällen und
im Jahr 2050 zu 2,2 Millionen Fällen. Relativ pro 100.000 Einwohner sind dies 2007
1.300 Fälle pro 100.000 Einwohner, im Jahr 2030 2.092 Fälle pro 100.000 Einwohner
(+61%), und im Jahr 2050 bereits 3.175 Fälle auf 100.000 Einwohner (+144%)
(Peters, Pritzkuleit, Beske, & Katalinic, 2010:421).

3.3 Inzidenz der Demenz

Nach Rothgang und Kollegen (2010:165) liegen die altersspezifischen Inzidenzen
über denen der Männer. Aus den Daten, die ihnen zur Untersuchung vorlagen, ermit-
telten sie 15.507 Fälle mit einer erstmaligen Demenzdiagnose. Im Vergleich zu Daten aus anderen Studien waren ihre Ergebnisse, die Inzidenzen betreffend, höher
angesiedelt. Wie auch bei den Prävalenzen genannt, kommen sie zu dem Schluss,
dass auch die Inzidenz der Demenzerkrankung mit steigendem Alter zunimmt: 0,4
von 100 gesetzlich Krankenversicherten, die zuvor noch keine Demenzdiagnose
aufweisen, werden im Alter von 65-69 Jahren erstmalig dement. Im Alter von 70-74
sind es 1,0 % und im Alter von 85-89 Jahren dann 8,0 % der Männer und 9,2 % der
Frauen" (ebd.).

3.4. Inzidenzprojektion bis 2050

Peters und Kollegen geben in ihrer Publikation die Demenzinzidenz mit 290.000
Neuerkrankungen für das Jahr 2007 an. Im Jahr 2030 geben sie die Inzidenz mit
440.000 Fällen (+53%), und für das Jahr 2050 mit 610.000 Fällen (+113%) absolut
an. Auf 100.000 Einwohner kommen so im Jahr 2007 349 Neuerkrankungen, im Jahr
2030 568 (+63%) neuaufgetretene Fälle und im Jahr 2050 bereits 889 Fälle (+155%)
pro 100.000 Einwohner (Peters et al., 2010:422).

4. Kosten der Demenz

Die Kosten der Demenz lassen sich in direkte Kosten, indirekte Kosten und intangible Kosten gliedern. Als direkte Kosten gelten dabei Kosten, die durch unmittelbaren Ressourcenverbrauch im Gesundheitswesen entstehen. Dies können beispielsweise Kosten für Pflegemaßnahmen sein. Der mittelbar mit einer Krankheit in Verbindung stehende Ressourcenverlust ökonomischer Art wird als indirekte Kosten bezeichnet. Diese ökonomischen Kosten können durch die Aufgabe des Berufs bedingt sein. Kosten, die z. B. durch Schmerz und Leiden verursacht werden, werden als intangible Kosten bezeichnet. Sie sind nur schwer zu quantifizieren und zu operationalisieren (Rothgang et al., 2010).

4.1. Direkte Krankheitskosten der Demenz

Das Statistische Bundesamt Deutschland (Statistisches Bundesamt Deutschland, 2012) gibt über die Genesis-Online Datenbank für die direkten Krankheitskosten (gesamt) und Kosten der Demenz die folgenden Zahlen an:

	2002	2004	2006	2008
Gesamt	219 Mrd. €	225 Mrd. €	236 Mrd. €	254 Mrd. €
Demenz	7.1 Mrd. €	7.8 Mrd. €	8.6 Mrd. €	9.4 Mrd. €

Tabelle 1: Direkte Krankheitskosten und Krankheitskosten der Demenz nach Daten des Statistischen Bundesamtes Deutschland

4.2. Krankheitskosten pro Kopf – Studienergebnisse Schwarzkopf et al. 2012

In der von Schwarzkopf und Kollegen durchgeführten Studie wurden Daten der AOK-Bayern aus dem Jahr 2006 analysiert. Anhand einer großen Studienpopulation von 38.888 Versicherten – davon n=9147 mit einer Demenz und als Kontrollgruppe n=29.741 ohne eine Demenz – wurden die Kosten für einen Krankheitsfall der neurodegenerativen Erkrankung Demenz analysiert und mit denen eines Falles ohne Demenz verglichen. Innerhalb der gleichen Studien wurden die fünf häufigsten

Komorbiditäten bei Personen mit Demenz analysiert. Diese waren die Hypertonie, Hyperlipoproteinämie, Diabestes mellitus, Chronisch Ischämische Herzerkrankung und Herzinsuffizienz (Schwarzkopf et al., 2012).

4.2.1 Basisdaten der Studienpopulation

Die Basischarakteristika zu Beginn der Studie waren dabei annähernd gleich. Das Durchschnittsalter der Kontrollgruppe (81,6 Jahre) überstieg das Durchschnittsalter der Patienten mit einer Demenz (79.6 Jahre) um 2 Jahre, der Anteil der Frauen in der Kontrollgruppe (70,4%) war um 4,2% niedriger als der in der Gruppe der Patienten mit einer Demenz (74,6%). Ebenso wenig auffällig waren die Häufigkeiten der untersuchten Komorbiditäten. Lediglich die Letalität der Patienten mit einer Demenz war deutlich höher. Im Jahr 2007 verstarben aus der Gruppe der Patienten mit einer Demenz 1.621 Personen (17,7%), während in der Kontrollgruppe 1.764 Personen (5,9%) verstarben (Schwarzkopf et al., 2012:10).

4.2.2 Pro Kopf Kosten

Anhand der Daten der Studienpopulation wurden die Kosten für ein Krankheitsjahr pro Patient ermittelt und den Daten der nicht an einer Demenz erkrankten Kontrollgruppe gegenübergestellt. Die Kosten für ein Krankheitsjahr für einen Patienten mit einer Demenz betrugen 12.343 Euro, während die Kosten für einen Teilnehmer aus der Kontrollgruppe 4.034 Euro betrugen. Somit ergibt sich eine Differenz von 8.309 Euro pro Fall. Als größter Teil der angefallenen Kosten konnten Kosten für die Unterbringung in einer Langzeitpflegeeinrichtung identifiziert werden – 6.353 Euro in der Gruppe der Patienten mit einer Demenz gegenüber 797 Euro in der Kontrollgruppe neben höheren Kosten für die Behandlung im Krankenhaus und höheren Kosten für Medikation (Schwarzkopf et al., 2012:12).

5. Fazit

Aufgrund der vorliegenden Daten kann von einer Herausforderung für das Gesundheitswesen gesprochen werden. Neben einer deutlich steigenden Zahl von Personen mit Demenz in der Gesellschaft steht ein deutlich schrumpfender Anteil von Personen, die die Beiträge zur deutschen Sozialversicherung leisten. Neben der teuren Unterbringungsform des Heimes bedarf es neuer Versorgungskonzepte, die zum einen günstiger sind und zum anderen eine größere Partizipation und Eigenständigkeit von Menschen mit Demenz ermöglichen. Ein guter Ansatz sind ambulantisierte Wohnformen, in denen der Wohlfahrtsmix optimal ausgenutzt werden kann und die Potenziale des Einzelnen größere Berücksichtigung finden.

Literaturverzeichnis

Deutsches Institut für Medizinische Dokumentation und Information. (2012). ICD-10-GM Retrieved 04. August, 2012, from http://www.dimdi.de/static/de/klassi/icd-10-gm/index.htm

Deutsches Netzwerk Evidenzbasierte Medizin. (2011). Glossar zur Evidenzbasierten Medizin Retrieved 04. August, 2012, from http://www.ebm-netzwerk.de/was-ist-ebm/grundbegriffe/glossar/

DGPPN, & DGN. (2009). S3-Leitlinie "Demenzen" Langfassung. Berlin/Düsseldorf: DGPPN/ÄZQ/WMF.

Förstl, H. (2011). *Demenzen In Theorie Und Praxia* (Vol. 3., aktualisierte und überarbeitete Auflage). Berlin/Heidelberg/New York: Springer.

Hampel, H., Bürger, K., & Teipel, S. J. (2008). *Demenz*.

Peters, E., Pritzkuleit, R., Beske, F., & Katalinic, A. (2010). Demografischer Wandel und Krankheitshäufigkeiten. Eine Projektion bis 2050. *Bundeqgeaundheitablatt, 53*(5), 417-426.

Rothgang, Heinz, Iwansky, Stephanie, Müller, Rolf, Sauer, Sebastian, & Unger, Rainer. (2010). BARMER GEK Pflegereport 2010. In BARMER GEK (Ed.), *Schwerpunktthema: Demenz und Pflege*. St. Augustin.

Schwarzkopf, L., Menn, P., Leidl, R., Wunder, S., Mehlig, H., Marx, P., . . . Holle, R. (2012). Excess costs of dementia disorders and the role of age and gender an analysis of German health and long-term care insurance claims data. *BMC health aervicea reaearch, 12*(1), 165. doi: 10.1186/1472-6963-12-165

Statistisches Bundesamt Deutschland. (2012). Genesis-Online Datenbank Retrieved 04. August, 2012, from https://www-genesis.destatis.de/genesis/online

Ziegler, Uta, & Doblhammer, Gabriele. (2009). Prävalenz und Inzidenz von Demenz in Deutschland – Eine Studie auf Basis von Daten der gesetzlichen Krankenversicherungen von 2002 (Vol. 24). Rostock: Rostocker Zentrum zur Erforschung des Demografischen Wandels.